Denise Nascher

Abnehmen und Gewicht halten

Vorwort

Nach dem positiven Feedback auf mein englisches Buch, kann ich nun eine deutsche Übersetzung vorlegen, ergänzt mit mehr Rezepten und Links[1], die mir persönlich beim Abnehmen geholfen haben.

---

1 Mehr dazu hier finden Sie hier: https://tinyurl.com/Denise-Nascher

Einleitung

In der heutigen Zeit, in der so viele Menschen scheinbar ständig irgendeine Diät machen, ist es nicht einfach zu wissen, was man essen soll und was wirklich gesund ist. Die meisten von uns lassen sich allein von ihrem Verlangen leiten. Was möchte ich heute essen? Welche Lebensmittel werden mir meiner Meinung nach am meisten nützen? Welche Lebensmittel habe ich vorrätig? Das sind alles sinnvolle Fragen, sie helfen uns aber nicht unbedingt weiter, die besten Lebensmittel auszuwählen, die unseren Körper optimal mit Nährstoffen versorgen.

Bei der richtigen Ernährung geht es um konstruktive Überlegungen, warum ein bestimmtes Essen sinnvoll ist, und sicherzustellen, dass alle Nahrungsmittel, die man isst, aus einem guten Grund in die Diät einbezogen wurden. Die meisten von uns sind nicht unbedingt begeistert davon, Mahlzeiten selbst zuzubereiten. Obwohl Sie wissen, dass es etwas ist, das Sie tun sollten, heißt das noch lange nicht nicht, dass es Ihnen auch Spaß macht! Die Zubereitung von Mahlzeiten braucht Zeit, aber wenn Sie planen und beispielsweise Ihr Gemüse lediglich einmal pro Woche vorbereiten, dann werden Sie es einfacher finden, jeden Abend gesunde, selbst gekochte Speisen zu essen. Einige Lebensmittel, einige Gemüse sind einfach vorzubereiten und gut haltbar.

Eine Frage, die viele Leute sich stellen, wenn es um ihren Diätplan geht, ist, ob sie so oft wie möglich rohe Nahrungsmittel essen sollten. Auch wenn Sie vielleicht nicht so weit gehen wollen, den Ansatz der Rohkost-Diät, der in gewisser Weise sehr ernüchternd sein kann und für viele schwer einzuhalten ist, voll zu übernehmen, können Sie sich dennoch fragen, ob das Kochen bestimmter Lebensmittel die wirklich klügere Alternative ist.

Lassen Sie uns mit den Vorteilen des Verzehrs von Rohkost beginnen. Der Hauptvorteil ist, dass diese in keiner Weise verändert wurde. Immer mehr Menschen erkennen den Wert von Lebensmitteln in ihrem natürlichen Zustand und der Verzehr von Rohkost geht einen Schritt weiter. Selbst natürlich vorkommende Lebensmittel wie Karotten und Brokkoli werden beim Kochen etwas verändert. Und das verändert ihr Nährwertprofil. Einige Lebensmittel neigen dazu, Nährstoffe zu verlieren, wenn sie erhitzt werden, besonders wenn sie gekocht werden. Normalerweise ist dies bei Gemüse der Fall, so dass die Empfehlung,

Gemüse roh zu essen, oft zu hören ist. Ebenfalls ist es gut, andere gesunde natürliche Lebensmittel zu essen, wie zum Beispiel:

- ✓ Joghurt
- ✓ Frische Früchte
- ✓ Nüsse
- ✓ Samen
- ✓ Öle

denn diese Nahrungsmittel sind in der Regel sehr nährstoffreich.

Grundregeln für gesundes Essen

Jeder Mensch ist anders. Das ist der Grund dafür, dass sogar Fitnessexperten Menschen befragen, bevor sie ihnen ein Fitnessprogramm oder ein Diätprogramm vorschlagen, das zu ihnen passt. Aber gleichzeitig gibt es bestimmte Dinge, die für alle gelten. Eine solche gemeinsame Sache ist, dass es bestimmte allgemeine Ernährungsregeln gibt, die für jeden gelten. Wenn Sie sich also entschieden haben, die richtigen Lebensmittel zu essen, um ein gesundes Leben zu führen, müssen Sie zuerst diese allgemeinen Regeln kennen. In der Tat, der erste Schritt zur Erreichung Ihres Ziels, die richtige Ernährung für Sie zu finden, ist, diese Grundregeln kennenzulernen, die für eine gesunde Ernährung unverzichtbar sind.

Ihre Ernährung sollte hauptsächlich aus Ballaststoffen bestehen

Forscher haben mehrere Studien durchgeführt, um die Vorteile von ballaststoffreichen Lebensmitteln wie frisches Obst, Gemüse, Nüsse, Produkte aus gesundem Getreide usw. nachzuweisen. Diese Forschungen haben ergeben, dass Ballaststoffe erstaunlicherweise eine Reihe von Krankheiten in Schach halten können, selbst chronische Krankheiten wie Krebs, Diabetes, Herz- und Gefäßerkrankungen, Fettleibigkeit und so weiter. Ballaststoff-Nahrungsmittel sind kalorienarme Nahrungsmittel und daher müssen Sie nicht befürchten, dass sich Ihr Gewicht erhöht. Die Weltgesundheitsorganisation (WHO) hat einen Bericht veröffentlicht, in dem sie überzeugende Beweise dafür liefert, dass diejenigen, die konsequent Obst, Gemüse und Erzeugnisse aus gesundem Getreide essen, einem geringeren Risiko von Fettleibigkeit ausgesetzt sind. Andererseits werden kalorienreiche Lebensmittel wie verarbeitete Lebensmittel mit hohem Fett- und Zuckergehalt mit Sicherheit zu Übergewicht und Fettleibigkeit führen. Darüber hinaus enthalten Ballaststoffe auch verschiedene andere Nährstoffe, die helfen, das Risiko von Insulinresistenz und Diabetes zu reduzieren. Der größte Vorteil ist, dass Sie sich satt fühlen werden, wenn Sie diese Lebensmittel essen, aber sich gleichzeitig keine Sorgen um die Gewichtszunahme machen müssen, da sie weniger Kalorien enthalten. Forschungen haben auch bewiesen, dass, wenn Sie 3 bis 5 Portionen frisches Gemüse und Obst pro Tag essen, Sie nicht mit Risiken wie Schlaganfall, Herzkrankheiten, usw. konfrontiert werden. Wenn Sie mehr als 5 Portionen essen, sind die Risiken noch geringer. Einfach ausgedrückt, je mehr Gemüse und Obst aufgenommen wird, desto geringer ist das Risiko für Schlaganfall und Herzerkrankungen.

Sagen Sie nein zu verarbeiteten Lebensmitteln inklusive Fleischwaren

Ein Bericht der IARC, auch bekannt als „The International Agency for Research on Cancer", der ein Teil der WHO ist, zeigt, dass Fleischwaren die Hauptursache für Darmkrebs sein können. Der Bericht sagt auch, dass rotes Fleisch „wahrscheinlich" Darm- und Bauchspeicheldrüsenkrebs sowie Prostatakrebs verursachen kann. Darüber hinaus hat eine Studie bewiesen, dass Fettleibigkeit dazu führen kann, verschiedene Arten von Krebserkrankungen zu entwickeln, und daher müssen Sie es zu einem Grundsatz machen, in dem Sie verarbeitete Lebensmittel undverarbeitetes Fleisch vermeiden, um nicht übergewichtig zu werden.

Reduzieren Sie die Aufnahme von Zucker

Eine Umfrage zeigt, dass die Zuckeraufnahme eines durchschnittlichen Amerikaners 22 Teelöffel pro Tag beträgt. Aber die empfohlene Menge nach der „American Heart Association" beträgt 6 Teelöffel für Frauen und 9 Teelöffel Zucker für Männer. Das bedeutet, wenn Sie die Gewohnheit haben, häufig gezuckerte Getränke oder Fruchtsäfte zu trinken oder Kuchen, Gebäck, Kekse und tägliche Desserts wie Eis zu essen, Sie mehr Zucker zu sich nehmen, als Ihr Körper benötigt. Eine übermäßige Zufuhr von Zucker führt zu Fettleibigkeit und Gewichtszunahme. Denken Sie auch daran, dass nicht alle Fruchtgetränke ausschließlich Fruchtsäfte sind.

Trinken Sie viel Wasser

Viele von uns übersehen die gesundheitlichen Vorteile von Wasser. Wasser ist zweifellos das gesündeste Getränk und enthält keine Kalorien. Wenn Sie ein oder zwei Gläser Wasser etwa 30 Minuten vor der Mahlzeit trinken, werden Sie weniger Nahrung zu sich nehmen, und so kann Wasser helfen, die Kalorienzufuhr zu senken. Wenn Sie viel Wasser trinken, bleibt Ihr System hydratisiert, ist also mit genügend Flüssigkeit versorgt. So können Sie fit bleiben, was bedeutet, dass Ihr Gehirn effizienter arbeitet. Sie werden sich auch nicht müde fühlen, wenn Sie hydratisiert (nicht „dehydriert") bleiben. Die Gewohnheit, täglich ausreichend Wasser zu trinken, kann Ihnen helfen, Gesundheitsprobleme wie Verstopfung, Nierensteine usw. zu vermeiden.

Weniger Salz verwenden

Denken Sie daran, dass Salz so gefährlich ist wie Zucker. Während übermäßiger Konsum von Zucker zu Problemen wie Diabetes, Fettleibigkeit, Gewichtszunahme usw. führen kann, kann übermäßiger Konsum von Salz zu Bluthochdruck führen, der auch als Hypertonie bezeichnet wird. Daher ist es notwendig, dass Sie Ihre Natriumzufuhr reduzieren. Gesundheitsorganisationen wie die „American Heart Association und das National Heart, Lung, and Blood Institute" empfehlen, dass unsere Natriumaufnahme weniger als 2.500 Milligramm pro Tag betragen sollte. Aber eine Umfrage zeigt, dass ein durchschnittlicher Amerikaner 3.478 Milligramm pro Tag verbraucht. Es ist kein Wunder, dass viele Amerikaner unter Problemen wie Bluthochdruck leiden. Untersuchungen in den Vereinigten Staaten zeigen, dass die salzigsten Lebensmittel verarbeitete Lebensmittel, verpackte Lebensmittel und solche, die in Restaurants zubereitet werden, sind. Sie sollten es also vermeiden, verarbeitete und verpackte Lebensmittel zu essen. Ebenso sollten Sie sich für hausgemachte Lebensmittel anstelle von solchen, die in Restaurants zubereitet werden, entscheiden.

Wie Essen Ihr körperliches und geistiges Wohlbefinden beeinflusst

Nahrung ermöglicht Leben. Es treibt alle körperlichen Prozesse an, die es Ihnen ermöglichen, sich zu bewegen, zu denken und zu atmen. Es gibt keinen Aspekt in Ihrem Leben, der nicht von dem beeinflusst wird, was Sie essen. Die Betankung des Körpers mit verarbeiteter Nahrung, Fastfood, Zucker, Fett und kalorienreicher Nahrung beeinflusst, wer Sie sind, was Sie tun und Ihre Fähigkeit, Ihre Träume und Wünsche zu verfolgen. Lebensmittel sind so stark - nutzen Sie sie zu Ihrem Vorteil. Es gibt unzählige Gründe, sich für einen gesunden Lebensstil zu entscheiden; ein verbessertes Aussehen, Krankheitsvorbeugung und eine längere Lebensdauer sind nur einige davon. Aber wann haben Sie zum letzten Mal darüber nachgedacht, wie sich ein gesunder Lebensstil auf Ihr Wohlbefinden auswirken könnte? Es ist an der Zeit, dass Sie es tun, denn körperliche und geistige Gesundheit sind grundlegend miteinander verknüpft. "Eine gute Ernährung in all ihren Formen - von der Ernährung über den Schlaf bis hin zu Bewegung und Tageslicht - wird unserem Geist-Körper-System helfen, tiefgehend zu wachsen", so Nick Baylis.

Körperliches Wohlbefinden
Kraft, Beweglichkeit, Koordination, Ausdauer, Schnelligkeit und Leistungsniveau werden alle von den Lebensmitteln angetrieben, die Sie essen. Was Sie essen, bestimmt, wie Sie Ihre täglichen körperlichen Aktivitäten angehen, einschließlich Hausarbeit, Job, Schule, Hausaufgaben, Einkaufen, familiäre Aufgaben und Bewegung. Gesundes Essen ermöglicht es, Körperbewegungen mit Leichtigkeit auszuführen. Eine schlechte Ernährung kombiniert mit einer ungesunden Lebensweise kann jede Bewegung zu einer anstrengenden, bisweilen schmerzvollen Anstrengung machen. Wenn Sie zuckerhaltige einfache Kohlenhydrate gesünderen Vollkornprodukten, Obst und Gemüse vorziehen, wechseln Sie zwischen Energiespitzen und -abfällen. Eine Ernährung mit frittierten Lebensmitteln, die mit ungesunden gesättigten Fetten und Transfetten und fettreichem Fleisch getränkt sind, erhöht Ihr Risiko für schwere Krankheiten, die Ihr körperliches Wohlbefinden beeinträchtigen und Ihr Leben bedrohen. Ersetzen oder begrenzen Sie Lebensmittel, die ungesunde gesättigte Fette enthalten, und schenken Sie Ihrem Körper die schützenden und regenerierenden Eigenschaften der ungesättigten Fette in Pflanzenölen, Fisch und Nüssen.

Psychische Gesundheit

Nahrung liefert die Energiequelle für das Gehirn und den Körper und steht in direktem Zusammenhang mit der geistigen und emotionalen Gesundheit und Stabilität. Lernen und Gedächtnis, Krankheiten wie Depressionen, Schizophrenie, Alzheimer und Parkinson profitieren von einer gesunden, kalorienreduzierten Ernährung, die eine Vielzahl von bunten Früchten und Gemüse sowie Fisch mit hohem Omega-3-Fettsäuregehalt wie Lachs umfasst. Laut einem Artikel, der im Oktober 2011 in der Zeitschrift „American Psychologist" veröffentlicht wurde, kann die Reduzierung überschüssiger Kalorien Schutz vor neurodegenerativen Prozessen, kognitiven Beeinträchtigungen sowie verminderter Gehirnfunktion bieten. Es gibt einen sehr starken Zusammenhang zwischen der Qualität der Ernährung und dem Risiko für häufige psychische Störungen wie Depressionen und Angstzustände.

Depressionen sind sehr häufig und extrem beeinträchtigend. Die Ernährung hat sich in den letzten 20 - 30 Jahren tiefgreifend verändert, mit erheblichen Auswirkungen auf die Gesundheit. Das hatte erhebliche Auswirkungen auf die Gesundheit der Welt. Der Grund, warum Ernährung einen Einfluss auf die psychische Gesundheit hat, liegt darin, wie bestimmte Ernährungsmuster Teile des Gehirns beeinflussen. Die Ernährung hat einen starken Einfluss auf die Plastizität des Gehirns. Es gibt einen Bereich in Ihrem Gehirn, der Hippocampus genannt wird, und das ist der Schlüssel zu Lernen und Gedächtnis. Er ist auch sehr wichtig für die psychische Gesundheit. In Tierversuchen wurde nachgewiesen, dass manipulierende Ernährung einen Einfluss auf diesen Teil des Gehirns hat. Diese Evidenzbasis ist relativ neu. Es wurde eine Vielzahl von Untersuchungen durchgeführt und einen Zusammenhang zwischen Ernährungsqualität und Depressionen sowie Angstzuständen bei Kindern, Jugendlichen, jungen Erwachsenen, Erwachsenen und älteren Menschen festgestellt.

Essen und Beziehungen

Eine gesunde Ernährung hält Sie körperlich und geistig fit. Wenn Sie gut aussehen, fühlen Sie sich gut und haben Selbstvertrauen und weniger Hemmungen; Sie sind aufgeschlossener und haben eine größere

Fähigkeit, das Leben zu genießen. Ungesundes Essen führt zu Fettleibigkeit, Antriebslosigkeit, Krankheit, mit negativen Auswirkungen auf die sozialen Kontakte. Eine gesunde, ausgewogene Ernährung verhindert Gewichtszunahme, senkt das Risiko für ernährungsbedingte Krankheiten wie Herzerkrankungen, Diabetes, Krebs und Depressionen und gibt Ihnen die Energie für ein erfülltes und lohnendes soziales Leben. Wenn die Überwindung schlechter Ernährungsgewohnheiten ein Problem ist, sprechen Sie mit Ihrem Arzt oder einem Ernährungsberater über eine bessere Ernährung, die auf Ihrem persönlichen Lebensstil und Ihren Präferenzen basiert.

Verhaltensprobleme bei Jugendlichen

In einer Studie (veröffentlicht in „Präventivmedizin" am 23. Mai 2009) wurden die Auswirkungen von Ernährungsmustern auf die psychische Gesundheit in zwei Gruppen von Probanden im Alter von 13 bis 15 Jahren untersucht. Die dreijährige Studie untersuchte das Verhaltensmuster der Teilnehmer, die eine westliche Ernährung mit raffinierten Lebensmitteln, zuckerhaltigen Lebensmitteln und rotem Fleisch aßen, und der Probanden, die sich gesund ernährten, deren Kost frisches Obst und grünes Blattgemüse beinhaltete. Ein höherer Prozentsatz negativer Verhaltensmuster, verbunden mit Depressionen, Aggressionen und Delinquenz, traf auf Teilnehmer zu, die sich auf eine typisch westliche Art ernährten. Personen mit einer gesunden Ernährungsweise erzielten auch eine bessere Bewertung ihres psychischen Gesundheitszustands.

Abnehmen

Ob Sie nun ein paar Kilo Übergewicht haben oder ob Sie Ihre Kleidergröße um eine Nummer verringern möchten, in beiden Fällen wünschen Sie sich ein schnelles Ergebnis. Und um das zu erreichen, kommen Sie daran nicht vorbei, Ihre Essensgewohnheiten - unter Umständen auch drastisch - zu ändern. Denn ohne Resultate verlieren Sie schnell die Motivation und geben leichter auf.

Die Gewichtsabnahme ist in erster Linie aber wichtig für Ihre Gesundheit und dient nicht allein dazu, Sie attraktiver aussehen zu lassen und unansehnliche Fettpolster loszuwerden. Denn Fettleibigkeit spielt eine wesentliche Rolle bei:

- ✓ Bewegungseinschränkungen
- ✓ Schlafstörungen
- ✓ Diabetes
- ✓ Herzerkrankungen
- ✓ Depressionen
- ✓ Bluthochdruck
- ✓ Gelenkproblemen
- ✓ Krebserkrankungen
- ✓ Atemproblemen

All diese Erkrankungen können zu noch mehr Gewichtszunahme führen und das Ziel abzunehmen in unerreichbare Ferne versetzen.

Das Risiko an Krebs zu erkranken, kann durch die Vermeidung von Übergewicht reduziert werden, wie die Experten der „International Agency for Research on Cancer" (IARC) in der neuen Ausgabe des „Handbook of Cancer Prevention" schreiben. Rudolf Kaaks vom Deutschen Krebsforschungszentrum in Heidelberg erstellte die aktuelle Auswertung der Daten.

Wenn Sie einen Plan zur Gewichtsabnahme und Ernährungsumstellung aufstellen, benötigen Sie Ziele, diese Ziele sollten aber erreichbar sein und Sie nicht überfordern. Definieren Sie Ihr Ziel genau (z. B. 5 Kilo abzunehmen) und setzen Sie sich ein Zeitlimit für dessen Erreichung. Wenn Sie sich für sich selbst ein Ziel setzen und dieses auch erreichen, so kommt zur schlankeren Figur noch die Freude, Ihr eigenes Ziel erreicht zu haben, dazu.

Als Erstes müssen Sie einen Essensplan aufstellen oder sich für eine bestimmte Diät entscheiden. Dieser Plan sollte zu Ihnen passen und Ihre Essgewohnheiten, Ihren Alltag, Ihre Arbeit und weitere für Sie persönlich relevante Variablen berücksichtigen.

Wenn Sie den Plan bzw. das Diätprogramm aufgestellt haben, wird das Ziel leichter erreichbar und der Raum für Fehler reduziert.

Zu den beliebten Diäten gehören die folgenden.

Paleo Diät - Wenn Sie die Paleo machen, dann essen Sie mehr Vollkorn und nicht verarbeitete Nahrngsmittel, mehr Obst und Gemüse und mehr mageres Fleisch. Dies entspricht der Ernährungsweise der Jäger und Sammler zu einer Zeit, als das Essen noch natürlich war. Da Sie gesunde und natürliche Nahrungsmittel mit natürlichen nicht raffinierten Fetten zu sich nehmen, werden Sie auch ohne Kalorienzählen abnehmen.

Mediterrane Diät – Im Unterschied zur Paleo-Diät gibt es hier keine Beschränkungen in Bezug auf Milchprodukte oder Gemüse. Erlaubt sind Obst und Gemüse, leichte Proteine wie z. B. Fisch, Olivenöl, Nüsse, Samen, Kräuter, Gewürze und Vollkornprodukte mit Wein. Da diese Diät eine breite Palette an Nahrungsmitteln umfasst, ist sie einfacher einzuhalten.

Whole30 - Ein 30-Tage-Plan, der ein „Reset" Ihres Körpers zum Ziel hat. Diese Diät ist höchst restriktiv und verbietet Milchprodukte, Hülsenfrüchte und Bohnen einschließlich Soja in allen Formen, Zucker und sogar Süßstoff. Es gibt eine breite Palette an verbotenen Lebensmitteln bei dieser Diät und somit nehmen Sie mit Sicherheit ab.

Rohkost-Diät – Da Sie bei dieser Diät nur rohe Lebensmittel essen, ist sic relativ einfach durchzuführen, weil nichts zubereitet werden muss. Stattdessen gehören aber Entsaften, Mischen und auch das Ziehen von Sprossen als Alternative zum Kochen dazu.

Sportliches Training zum Abnehmen
Viele denken, dass Sport nicht effektiv zur Gewichtsabnahme beiträgt. Sie können stundenlang schwitzen, ohne einen nennenswerten Erfolg zu erzielen. Das liegt daran, dass viele Aktivitäten nicht wirklich viele Kalorien verbrennen. Um ein Beispiel zu nennen, verbrennen Sie

während einer Stunde Laufen oder Schwimmen zwischen 300 und 400 Kalorien.

Jedoch spielt sportliche Betätigung eine wichtige Rolle bei der Gewichtsreduktion. Jede verbrannte Kalorie trägt dazu bei. Auch kleine Zahlen addieren sich und ergeben einen positiven Effekt. So könnten Sie durch 1 Stunde Schwimmen pro Tag in 10 Tagen ein Pfund abnehmen. Training trägt auch zum Muskelaufbau bei und hält Sie fit, so dass Sie insgesamt gesünder sind.

Noch wichtiger ist, dass das Training Ihr Verdauungssystem auf Touren bringt. Sie verbrennen dann die Kalorien schneller, bis zu 24 Stunden nach dem Essen. Dies Ergebnis setzt natürlich ein regelmäßiges und nachhaltiges Training voraus.

Wenn Sie das Training mit einer gesunden Diät verbinden, werden Sie die besten Ergebnisse erhalten, Sie werden Fett verbrennen und Ihr Gewicht reduzieren. Mit dem richtigen Training, sei dies nun Rumba, Tanzen oder Krafttraining, Bauchpressen oder was auch immer, Sie bekommen dadurch die Figur, die Sie sich wünschen. Sie können Ihren Muskeltonus verbessern, unattraktive Fettpolster los werden, einen flachen Bauch oder einen straffen Po bekommen.

Die Bedeutung des Schlafs für die Gewichtsabnahme
Genug Schlaf zu bekommen, ist für das Abnehmen sehr wichtig. Welchen Zusammenhang gibt es zwischen Gewichtsabnahme und Schlaf? Der Punkt ist folgender: Wenn Sie nicht frisch und gutgelaunt aufwachen, wenn sie „groggy" sind, wird es schwierig für Sie sein, durchzustarten. Sie fühlen sich müde und verzichten auf das Training. Wenn Sie müde sind, greifen Sie dann auch eher zu fetten und süßen Lebensmitteln, aus Bequemlichkeit. Wenn Sie Ihre Diät oder Ihr Trainingsprogramm nicht einhalten, verlangsamt sich Ihr Stoffwechsel und das kann dazu führen, dass Sie zunehmen.

Sie können eine strikte Diät befolgen, um schnell abzunehmen, aber es ist wichtig, einige Tatsachen im Auge zu behalten.

Fasten?
Sie sollten nicht fasten, um abzunehmen. Denn Sie erzielen damit zwar schnell Resultate, aber der Jojo-Effekt tritt dann auf. Da Ihr Körper nicht die erforderliche Menge an Nahrung bekommt, die er zum Selbsterhalt benötigt, verringert er den Stoffwechsel und bremst die Kalorienverbrennung. Und Sie nehmen wieder zu.

Selbst wenn Sie nur die Anzahl Ihrer Mahlzeiten verringern, sollten Sie nur sehr wenig Salz und Zucker zu sich nehmen. Außerdem sollten Sie die Stärkezufuhr reduzieren, ob diese nun in Form von Getreide oder anderen kohlenhydrathaltigen Lebensmitteln zugeführt wird. Sie sollten stattdessen richtig essen, d. h. Lebensmittel mit höherem Nährwert, aber weniger Kalorien verzehren.

Noch eine Bemerkung zu dem aktuell sehr beliebten Intervallfasten. Dabei legt man Essenspausen von 12-16 Stunden ein, beispielsweise von 20 Uhr bis 8 Uhr, und gibt so dem Körper die Möglichkeit, sich zu entgiften und zu regenerieren. Obwohl Untersuchungen gezeigt haben, dass bei gleicher Kalorienzahl die Gruppe, die über den ganzen Tag essen durfte, wesentlich schlechter abgeschnitten hat als diejenige, deren Essenszeit begrenzt war, kann ich diese Vorgehensweise nur bedingt empfehlen. Denn bei mir steht die Freude am gesunden Essen im Vordergrund und nicht irgendein Zwang.

Verfolgen Sie also Ihre Ziele mit Ausdauer, wählen Sie einen für sich geeigneten Ernährungsplan, der zu Ihrem Lebensstil und Ihren Essgewohnheiten passt, und entscheiden Sie sich für gesunde Lebensmittel. Sorgen Sie für ausreichend körperliche Betätigung und einen gesunden Schlaf, der Ihnen hilft abzunehmen und fit zu bleiben. Sobald Sie Ihr Wunschgewicht erreicht haben, sollten Sie die neuen Essgewohnheiten im Wesentlichen beibehalten, um Ihr Gewicht auch zu halten. Es gibt keine Abkürzungen beim Abnehmen. Sie erreichen Ihr Ziel nur, wenn Sie Ihre Diät- und Trainingsprogramm einhalten.

Frühstücken wie ein Kaiser, Mittagessen wie ein König und Abendessen wie ein Bettelmann? Auch diese alte Regel muss nicht für jeden stimmen. Für mich ist die Frage, ob Kohlenhydrate in der ersten Tageshälfte besser verarbeitet werden können, höchstens von akademischem Interesse, denn morgens habe ich keinen so riesigen Hunger und im Allgemeinen empfehle ich sowieso, weniger Kohlenhydrate zu sich zu nehmen.

Mit gesundem Essen (weniger Zucker, Brot, Kartoffeln und Nudeln, aber mehr Gemüse, Eier, Fleisch, …) und kleinere Portionen habe ich 10 Kilo in 10 Wochen abgenommen. Es ist leicht.

Gewicht halten

Ihr Gewicht ist ein Balanceakt, aber <u>die richtige Formel ist einfach</u>: Wenn Sie mehr Kalorien zu sich nehmen als sie verbrennen, dann nehmen Sie zu. Und wenn Sie weniger Kalorien zu sich nehmen und durch körperliche Aktivitäten mehr Kalorien verbrennen, dann nehmen Sie ab.

Da 7.000 Kalorien circa einem Kilo Fett entsprechen, müssen Sie auch 7.000 Kalorien verbrennen, um ein Kilo abzunehmen.

Wenn Sie also täglich 500 bis 1.000 Kalorien einsparen, nehmen Sie pro Woche 0,5 - 1 Kilo ab.

Kleine Kalorientabelle

Nahrungsmittel (100g)	Kcal
Apfel	95
Artischocke	67
Erdbeeren	27
Kohl	31
Karotten	30
Pilze	20
Rindfleisch (Steak)	229
Butter	734
Avocado	270
Linsen	212
Putenfleisch	122
Pommes	130

Nahrungsmittel	Kcal
Cola (0,33 l)	140
Eiß (75 Gramm)	150
Spinat (1 Tasse)	46
Ei (1, mittelgroß)	90

Hypnose zur Unterstützung

Hypnose kann eine schmerzlose Möglichkeit sein, Ihr Gewicht zu halten. Viele Menschen brechen ihre Diät ab oder nehmen aufgrund des sogenannten Jo-Jo-Effekts wider zu und ihr Gewicht steigt manchmal sogar noch höher an als davor. Durch Hypnose wird das Verlangen nach zu viel oder nach ungesundem Essen durch ein positive Glaubenssätze ersetzt, die Sie dabei unterstützen, Ihr Gewicht dauerhaft zu halten.

Gesunde Rezepte

Rezepte für eine gesunde Ernährung müssen nicht langweilig und teuer sein; hier ist eine kleine Liste, die Ihnen helfen kann, ein gesunder Feinschmecker zu werden.

Leichte Vorspeisen

Lassen Sie uns mit Niedrigkalorien-Vorspeisen beginnen. Ein beliebtes gesundes Rezept zum Abnehmen, das nicht nur lecker ist, sondern auch weniger als 300 Kalorien hat, ist der **Hähnchen-Ananas-Salat**. Dieses gesunde Rezept ist eine Kombination von allen Nährstoffen, die Sie brauchen, aber mit einem Minimum an Kalorienzufuhr. Nehmen Sie Hähnchenbrust, ein paar Spinatblätter, Ananasstückchen und servieren Sie das mit Paprikaschoten. Das Dressing machen Sie mit Orangensaft für eine süß-würzige Note. Sie können auch Zwiebeln für mehr Schärfe dazunehmen, wenn Sie das mögen.

Frühstück mit wenig Kalorien

Das Frühstück wird von vielen für die wichtigste Mahlzeit gehalten, dennoch sollte es nicht mit Kalorien überladen sein. Eine ganze Reihe von Rezepten für ein gesundes Leben sind interessanterweise sehr lecker. Eines davon, das Sie unbedingt ausprobieren sollten sind die **poschierten Eier mit Tomaten und Champignons**. Damit das Eiweiß fest wird, sollten Sie ein wenig Essig ins Wasser geben. Braten Sie die Champignons und die Tomaten separat kurz an und vergessen Sie nicht, mit Salz und Pfeffer zu würzen. Dieses gesunde Rezept zum Abnehmen schmeckt noch besser, wenn Sie frisch gehackten Schnittlauch darüber streuen.

Noch schneller zubereitet ist das **Müsli mit Flohsamenschalen**. Flohsamenschalen (Psyllium) dienen als essbarer löslicher Ballaststoff, der als Füllfaser das bis zu 16-fache seines Trockenvolumens in Wasser aufgelöst erreicht. Es bildet sich eine gelartige Masse, die den Magen füllt und damit ein Sättigungsgefühl erzeugt. Darüber hinaus fördern die Flohsamenschalen die Verdauung, haben präbiotische Wirkung und senken den Blutzucker. Doppelt nützlich!

Mein Rezept für die **Müsli-Grundmischung**

Für ca. 8-10 Portionen:

250 g kernige Haferflocken
250 g Weizenflocken
100 g gehackte Haselnüsse
100 g Leinsamen
100 g Sesamsamen
5 EL Sonnenblumenkerne (evtl. ohne Öl in der Pfanne rösten)
150 g Rosinen

Alles gut mischen und gut verschlossen aufbewahren. Kann dann jeden Tag mit anderen Zutaten (Früchte, Trockenfrüchte, Joghurt, Kefir, Schokoraspel etc.) gemischt und angereichert werden.

Gesundes Mittagessen

Es ist nicht einfach, den quälenden Hunger und das Verlangen nach einem ordentlichen Mittagessen zu kontrollieren. Auf gar keinen Fall sollten Sie sich aber dadurch entmutigen lassen, denn es gibt viele leckere gesunde Rezepte, die Sie für die Zubereitung Ihres Mittagessens auswählen können, die auch das Abnehmen unterstützen! Ein absoluter Favorit bei Gesundheitsbewussten ist der **Taco-Reis-Salat**. Sie können dieses einfache Rezept zubereiten, indem Sie zunächst Rindfleisch mit einer Knoblauchzehe kochen, bis es braun ist. Rühren Sie Langkornreis und Gewürze hinein und bedecken Sie das Ganze mit Käse. Essen Sie die Tacos dazu und lassen Sie es sich schmecken!

Erlaubte Leckereien

Wer sagt denn, dass Sie auf Süßigkeiten komplett verzichten müssen, wenn Sie abnehmen wollen? Warten Sie mal, denn es gibt Hoffnung für Naschkatzen und Schlemmermäuler. Ein Rezept für einen Nachtisch, der mit einem gesundem Lebenstil vereinbar ist, ist der kalorienarme **Schoko-Brownie**. Wie wird er gebacken? Mischen Sie Kakao, Mehl und etwas Salz zu einem (Pfannkuchen?)Teig. Stellen Sie die dunkle Schokolade und Butter in die Mikrowelle für 1 Minute auf hoher Stufe, rühren Sie um und lassen sie es abkühlen. Fügen Sie eine Tasse Zucker hinzu, einen Teelöffel Vanille, fettarme Milch, ein Ei und verbinde diese Zutaten mit dem Schneebesen. Schütten Sie den Teig in ein Backblech und backen die Mischung 20 Minuten lang.

Oder kochen Sie ein **Quittenkompott**. Reiben Sie die Quitten mit einem Tuch ab, dann schälen, in Achtel schneiden und entkernen. So viel Wasser nehmen, dass die Quitten gerade bedeckt sind, dann zum

Kochen bringen und bei niedriger Hitze schonend kochen. Fügen Sie etwas Zucker kurz vorher hinzu und bringen Sie den Saft wieder kurz zum Kochen.

Ein leichtes Abendessen

Wenn Sie Gemüse lieben, wird Ihnen dieses gesunde Abnehmrezept gefallen, das Sie als Abendessen zubereiten können. **Kokos-Tofu in Curry Sauce** ist die nächste tolle Sache auf Ihrem Esstisch. Dieses gesunde Rezept besteht aus einfachen Zutaten, denn Sie brauchen nur Kokosmilch, Currypulver, gewürfelten Tofu, Tomaten, Pilze und Gewürze. Vermischen Sie in einem großen Topf Kokosmilch und Currypulver miteinander und fügen Sie dann Sojasauce, Ingwer und braunen Zucker hinzu. Bringen Sie die Mischung zum Kochen und rühren Sie dann den Tofu, die Pilze, Tomaten und Zwiebeln hinein. 6 Minuten lang kochen bis das Gemüse knackig ist.

Salate sind einfach zuzubereiten und immer zu empfehlen.

Der **römischer Fenchel-Salat** zum Beispiel. Schneiden Sie mit einem kleinen gezackten Messer die Orangenschale ab, fangen Sie den Saft in einer Schüssel ab und filetieren Sie die Orangenspalten (Haut abziehen). Den Fenchel in dünne Scheiben schneiden den Chicorée, die Orangen und 2 EL Orangensaft dazugeben. Auf einem Teller anrichten. Für das Dressing weitere 2 EL Orangensaft mit Öl und Zitronensaft verquirlen. Den Salat mit Schnittlauch bestreuen und mit dem Dressing servieren.

Dasselbe gilt auch für den **Blumenkohlauflauf (Karfiol)**. Der Auflauf wird mit Kartoffeln, Blumenkohl und Öl zubereitet. Das Rezept für eine gesunde Hauptmahlzeit: Kartoffeln kochen, schneiden Sie die Karotte in kleine Scheiben und kochen Sie sie etwa 6 Minuten in Salzwasser, dann abtropfen lassen. Die Auflaufform mit Karfiol- und Schinken in Schichten abwechselnd füllen. Eier, Crème fraiche, Gewürze und Käse dazugeben und im vorgeheizten Rohr bei 190 ° C für ca. 20-25 Minuten backen.

Oder kochen Sie einfach eine der folgenden Suppen.

Für die **Kürbissuppe mit Ingwer** entfernen Sie zunächst die Samen und Fasern mit einem Löffel. Kürbisfleisch mit der Schale würfeln. Zwiebel und Knoblauch schälen und klein schneiden. Ebenso den Ingwer und kleinhacken. Dann Instantbrühe mit kochendem Wasser umrühren. Das Öl in einem großen Topf erhitzen und die Zwiebel anbraten. Knoblauch und Ingwer dazugeben und kurz anbraten. Zum Abschmecken mit Currypulver bestäuben. Dann die Kürbiswürfel dazugeben und unter Rühren bräunen. Mit der Brühe ablöschen und bei niedriger Hitze 15-20

Minuten köcheln lassen und gelegentlich umrühren. Sie können einen Löffel Sauerrahm untermischen, wenn Sie möchten.

Für die **Gemüsesuppe** Olivenöl in einem Suppentopf erhitzen. Zwiebel, Karotte und Sellerie hinzufügen und 5 Minuten kochen lassen. Blumenkohl, Kartoffel, Lauch, Lorbeerblatt und Thymian hinzufügen. Fügen Sie genug Wasser hinzu, um das Gemüse zu bedecken, sowie eine Prise Salz. Bringen Sie die Suppe zum Kochen, decken Sie dann ab und reduzieren Sie die Hitze. Kochen Sie die Suppe etwa 20 Minuten lang bzw. bis das Gemüse weich ist. Fügen Sie das restliche Gemüse Ihrer Wahl hinzu: grüne Bohnen, Mais, Tomaten oder alles, was Ihnen schmeckt. Nach Geschmack abschmecken und servieren.

Das Ziel abzunehmen und gesund zu bleiben erreichen Sie mit solchen gesunden Rezepten zur Gewichtsabnahme viel leichter. Diese leckeren Gerichte werden Ihre Geschmacksnerven glücklich und Ihre Taille schlanker machen. Ein fitter und gesunder Körper ist nicht allein die Folge von sportlicher Betätigung, sondern auch das rgebnis einer gesunden Ernährung. Bereiten Sie doch regelmäßig gesunde Rezepte zu.

Zum Schluß noch meine drei Lieblingsrezepte.

Meine drei Lieblingsrezepte
Reispfanne mit Paprika und Champignons

Zutaten für 2 Personen:

150 g Langkornreis oder Basmatireis
Salz
1 Zwiebel
150 g Putenschnitzel (alternativ in Streifen geschnittener geräucherter Tofu)
1 roter + 1 gelber Paprika
250 g Champignons
1 EL Öl
2 TL Paprikapulver
Pfeffer

1. Reis kochen

2. Zwiebel schälen und würfeln. Putenschnitzel in feine Streifen schneiden, Paprikaschoten in Würfel schneiden, Champignons in Scheiben schneiden

3. Öl in Pfanne erhitzen: Fleisch und Zwiebel anbraten. Paprikawürfel dazugeben und unter Rühren 2 Min. anbraten. Champignons unterrühren und kurz anbraten. Mit Paprikapulver bestäuben und umrühren. Den noch feuchten Reis einrühren und bei schwacher Hitze 1 Min. ziehen lassen. Mit Salz und Pfeffer abschmecken.

Thai-Curry mit gerösteten Pistazien (oder anderen Nüssen)

Zutaten für 2 Personen:

80 g Nüsse
1 Knoblauchzehe
1 kleines Stück Ingwer
1 Aubergine
je 1 rote und gelbe Paprikaschote
2 EL Öl
1 Dose Kokosmilch
1-2 EL rote Thai-Currypaste (oder Currypulver)
Salz
½ Bund Frühlingszwiebeln

1.Nüsse ohne Fett in Pfanne rösten u. beiseite stellen

2. Knoblauch und Ingwer schälen und hacken. Aubergine und Paprika in Stücke schneiden

3. Öl erhitzen. Knoblauch, Ingwer bei schwacher Hitze glasig dünsten. Aubergine und Paprika dazugeben und kurz anbraten. Kokosmilch angießen. Mit Currypaste und Salz würzen und aufkochen lassen. Bei schwacher Hitze 8 Min. garen.

4. In der Zwischenzeit Frühlingszwiebeln putzen und in feine Ringe schneiden, dann mit den gerösteten Pistazien zum Curry geben. Alles nochmals aufkochen lassen und evtl. nachwürzen.

Dazu passt Basmatireis. (Schmeckt sehr gut auch als Beilage zu Fisch)

Haferkugeln

Zutaten für 30 Stück

150 ml Wasser
½ TL Zimt + 1 Msp. Piment oder Kakaopulver
100 g zarte Haferflocken
1 EL Honig
2 EL Kokosflocken oder Sesamsamen oder gem. Nüsse oder Mandel

1.Wasser, Zimt und Piment zum Kochen bringen. Haferflocken unter Rühren dazugebenund Masse auskühlen lassen.

2. Mit nassen Händen kleine Kugeln von ca. 1,5 cm Durchmesser formen und in Kokosflocken, Sesamsamen oder Nüssen wälzen. Nebeneinander auf einen flachen Teller legen und im Kühlschrank gut durchkühlen lassen.

(Schmeckt auch als Beilage zu Obstsalat)

Fischfilet mit Möhren in Soja-Senf-Soße

Für 2 Personen:

300 g Möhren
1 EL Öl
50-100 ml Gemüsebrühe oder Salzwasser

250 g Fischfilet (2 Filets a 125 g)
1TL Zitronensaft
Salz
Pfeffer
100 g Sojacreme (alternativ Crème fraiche)
1 geh. TL Senf
1 Bund Schnittlauch

1.Möhren in Scheiben schneiden und in heißem Öl bei schwacher Hitze
im Topf andünsten. Die Hälfte der Brühe angießen und zugedeckt 3 Min.
garen lassen.

2. Fischfilet mit Zitronensaft beträufeln, mit Salz und Pfeffer würden, auf
die Möhren legen und zugedeckt bei schwacher Hitze 6 Min. garen. Bei
Bedarf noch etwas Brühe nachgießen. Fisch herausnehmen und warm
stellen.

Sojacreme mit Senf verrühren, zu den Möhren geben und ein <Mal
aufkochen lassen. Den Schnittlauch in Röllchen schneiden und
unterheben.

Beilage: Reis oder Salzkartoffeln

Überbackenes Rotbarschfilet

Für 2 Personen:

300 g Blattspinat
400 g gegarte Pellkartoffeln
300 g Rotbarschfilet (oder anderen Seefisch)
2 EL Zitronensaft
Salz, Pfeffer
100 ml Tomaten-Nudelsoße
2 EL Parmesan
2 EL Paniermehl

1.Spinat auftauen lassen. Kartoffeln pellen und in Scheiben schneiden.
Fischfilet mit Zitronensaft beträufeln und salzen.

2. Auflaufform einfetten. Kartoffelscheiben hineinlegen, mit Salz und
Pfeffer würzen. Spinat abtropfen und auf den Kartoffeln verteilen.
Fischfilet darauflegen und mit Tomatensoße bedecken.

3. Den Käse reiben, mit Paniermehl mischen, auf den Auflauf streuen.
Bei 200° im vorgeheizten Backofen ca. 30 Min. backen.

Schluss

Danksagung

Ich möchte mich bei allen, die dieses E-Book erworben haben, herzlich bedanken. Ich hoffe, dass Ihnen meine Tipps, Hinweise und Anleitungen dabei geholfen haben oder noch helfen werden, abzunehmen und das Gewicht zu halten.

Wir wünschen allen Lesern viel Erfolg!

Impressum

Nascher Media

Apto 8

Pda Les Sorts 8

43320 Pratdip

España

Copyright © 2018

Dieses Werk ist urheberrechtlich geschützt.

Inhaltsverzeichnis